JN048350

昭和・団塊の時代を生きたデニムな人生

老研究者の回想

添田秦司

中山書店

はじめに

　団塊世代の一員として、忘れかけていた何かを求め、昭和を懐かしみながら書き連ねた以下の雑文達を、同じ時代をともに生きた登場人物の方々へ敬愛の念をもって捧げたい。色褪せるほどに味わい深いデニムな我が人生にも感謝する。

著　者

目次

昭和・団塊の時代を生きた
デニムな人生

1. プロローグ

：痩せて眼だけを光らせていた幼少期から

　昭和22（1947）年7月、第二次大戦が終わってまもなく生まれた子供のひとりである。私が小学生にあがる前後の頃は、たとえ、戦火を免れて残った大豪邸に暮らす人も、住む家を焼かれ野原に、日雇い労働者の親父とお袋が廃材や流木を工夫してつくったバラックに住む人々も、日々の食生活においては大差なかったと記憶する。

　子供のおやつも市販のものはなく、家人が作るにしても砂糖の入手がむつかしいため、人工甘味料・ミツゲン（サッカリンナトリウム）と小豆の代わりにグリンピースやさつまいもを使ってできたぜんざいモドキや蒸し饅頭などが、時折口にできる極上スイーツだった。森永キャラメ

ルや明治板チョコが口にできるようになったのは随分あと
のことだった。新鮮なくだものには、比較的不自由してい
なかった。というのも、よそ様の庭先になっているビワ、
柿、夏みかん、そして、畑のいちご、スイカの類も悪ガキ
どもは当然のようにもぎたてを無断で頂戴していた。それ
でも、バナナやリンゴの類は果物屋で購入する高価で貴重
なおやつであり、特にバナナは台湾から下関へ輸入された
ものが美味であった。したがって、これらは病気で高熱を
出して寝込こんだ時、やっと見舞い品として口に入った。
リンゴの皮をむいて私に与える祖母は、いつも果肉は私た
ちへ、中心部の果肉がほとんどついていないタネ周辺部分
を大事そうに食べる彼女の姿をみて、「タネの周り美味し
いの？」と尋ねる。答えはいつも、「ここはおばあちゃん
が食べるところよ」であった。

　私が生まれ育った山口県下関市長府の町は、毛利秀元が

長府五万石の城主として入府以来、比較的平和な藩制時代を過ごしてきた。しかし、幕末に至り倒幕拠点の地として脚光を浴びることになる。特に、高杉晋作の回天義挙により明治維新発祥の地として世に高く評価伝承されるに至った。周防灘に面するこの地は、海産物にも恵まれ、長府の沖合には、のり、アサリ、牡蠣の養殖場が広がっていた。のりは東京方面へ出荷され、"浅草海苔"へと改名変身した。のりの養殖は、この一帯に"のり長者・のり御殿"と呼ばれる俄か金持ちを生み出した。

「衣食足りて礼節を知る」と中国故事にあるが、いずれも足りなかったのがこの時代である。しかし、庭先の柿を盗めば家人に追いかけられ、養殖場のアサリやのりを無断拝借すれば監督さんからお小言をたっぷり頂戴するが、柿もアサリも持って帰りなさいといわれた。電気も来ていない野原のバラック建ての中、子沢山で生活されているご夫

婦の子供達もみな毎日仲良く遊ぶ友人であり、夕ご飯まで
そのお宅でご馳走になった記憶がある。私の食べた分と
は、ご両親のその日ぎりぎりの食べ分であったろう、今で
は考えられないそういった時代であった。小学校は基本、
弁当持参であった。昼食時になると50人クラスのうち、
数名が廊下に出て手持ち無沙汰にしている光景を目にして
いた。弁当を持参する経済的余裕のない子たちであること
を知り、親に頼んで、毎日ではないが数名分の弁当を持参
した。

　全国的にも、いち早く学校給食が開始された中学校で
あった。アルミ製の3種類の食器に、シチュウと、牛乳
ではなく、家畜飼料として使われていたという脱脂粉乳
（ユニセフからの配給品）、そして、マーガリンと食パン3
切れ。給食は十分な栄養に満ちているとは言い難いが、脱
脂粉乳世代の豪華ランチであった。配られたものは原則、

すべてきれいに完食するまでクラス担任から昼休みはもらえない。毎日食パンだけを残す子がいた。理由は、うちで待つ、弟、妹のために持ち帰ることがわかった。クラス会を開いて最低1枚を残して彼へあげようということになった。一人1枚の食パンでも、50人クラス、毎日パン屋ができるほどに集まった。当時、皆栄養不足で痩せてはいたが、分け隔てなく友を思いやる気持ちだけは忘れずに、誰もが希望の光を確信しているかのように瞳を輝かせていた。蛇足ではあるが、貧しさを共有して生きる当時の人と人との繋がりの1例を示すと：我が家は国道2号線沿いの薬、化粧品、雑貨などを売るドラッグストアーの先駆け？であった。ある時、裏の海岸線に下関市が運営する巨大ボートレース場ができてしまい、バス停運用の依頼を受けた。レース客のおかげで、たばこ、栄養ドリンクなどの売り上げは市内でも有数であったと聞いた。飲んで博打は定番で、夕方のボート終了時には我が家周辺は大勢の酔

客でごった返した。国道を挟んでの店の向かいには雑草が生い茂った荒地が広がり、のどかな景色が展開していた。ある夕方、私を中心とした悪ガキがその荒地で遊んでいると、瞬間、ヘビに噛まれたという実感があった。ボート帰りの客でごったがえす中、家人にこのことを告げた。今だったら救急車であろうが、そこが当時のこと、「薬局の息子がヘビにかまれた。毒ヘビだったら大変、噛んだヘビを探せ」。ギャンブル帰りでバスを待つオジさん達10数名が荒地に入って捜索開始、無毒の"青ダイショウ"の発見に至り、事なきを得た。お互いも見ず知らずのオジさん達であるが、妙に連帯しており、誰が発したでもない一言に示された善意の行動であった。このような善意は、当時としては別に珍しくもなく、特記することでもなかった。何のためらいもなく、助け合うことができた時代であり、人々の心に現在とは違った意味でゆとりがあったのかもしれない。おそらく、生活物資が不足し、おだやかに流れる

しかなかった時間がくれた贈り物であろう。言い換えれば、敗戦国になり「衣食住」足りないが故に鮮明にすることができた、本来、日本人が培ってきた気質（人への優しさ、家族への思いやりの心）にほかならない。

　現在の日本が抱える、年間612万トンにのぼる食品ロス問題。食べ残し、作り過ぎ、期限切れなどの理由で、食べられるのに捨てられてしまう食料達。地球規模で考えると年間13億トンもの食料が無残に捨てられている。我々団塊世代の人間は、食糧難の時代も垣間見つつ、大半の人生を繁栄の時代に生きてきた。2050年には、地球人口がさらに20億増加する。人類の食料不足と貧困、そして環境汚染に対し強い危機感をもつ。例えば、可燃ゴミとして食料を処理するときも、CO_2 が排出され、環境負荷につながる事も忘れてはいけない。

農林水産省報告：食品ロスの現状によれば、我々が考えるべきことは、地球人の一人として、食品ロス、貧困、地球環境の悪化に対して、今何ができるのか。2015年の国連サミットでは、国際社会共通の持続可能な開発目標（SDGs, Sustainable Development Goals）として、2030年までの達成を目指し17のゴールが設定され取り組みが行われている。しかしこれらは、国家的規模のプロジェクトが大半であり、一人ひとりができること（個人としてやらねばならないこと）とは何か。例えば、今我々が日常行っている新型コロナウイルスに対する感染予防行為でも示すことができる。他人との接触では、密集、密を避け、安全マスクを着用し、入念な手洗いと適切な室内換気をするなどである。一人ひとりが、これらのルールを守ることによって、国家規模でウイルス感染拡大を飛躍的に抑制できる。地球規模の食品ロスの削減も同じく、身近なところから小さな日常行為を積み重ねることこそ大切であ

る。外食しても食べ残さない。定食をオーダーする場合も、その店の売りがご飯大盛りでも、食べ残しのないように初めから小ライスにしてもらう。どうしても食べきれない時は"ドギーバッグ"を携帯して自宅に持ち帰る。フランスでは、2021年7月にはレストランからのドギーバッグ提供が法的に義務づけられている。持ち帰った料理は廃棄ではなく、自宅で2度楽しむということである。

　地球規模の食品ロス問題の改善・解決にしても、コロナ禍からの脱出にしても、国民一人ひとりの小さな日常の積み重ねが、想像を超える大きな成果をもたらすと確信する。一国民として自国を守ることのみではなく、この地球に共存する人類の一員（地球人のひとり）としての意識が益々必要な時代である。現在、ロシアによるウクライナ軍事侵攻が続いており、戦況も日増しに悪化している。ウクライナ民間人の多数の犠牲には目を覆うものがあり、言葉

が見当たらない。国籍、民族、文化を超えて、この星に暮らす人類すべてが"地球人"としての認識を持てる日が早く来てほしいと切に思う。

2. 拝啓、飛び級で小学校を卒業した頃の私

　私が小学校へ入学した昭和30年前後の頃は、大人も子供も大した娯楽はなく、大人たちは、ラジオから流れる美空ひばりや島倉千代子など、御ひいき筋の歌謡曲ベストテン・ランキングの順位変動に熱くなっていた。子供たちは、昭和28（1953）年にNHKの新諸国物語の第二作としてラジオ放送で開始された「笛吹童子」に夢中になった。1954年には東映で映画化され、ヒャラーリ、ヒャラリコ……美しい曲から始まる幻想冒険時代活劇に全国の子供たちは心を奪われた。主演した中村錦之助と東千代之助が一躍スターになった記念碑的シリーズ作品である。当時の東映の2大スターは市川右太衛門、片岡千恵蔵であった。しかし、若者、子供たちには少し重たい作品群であり、東映自体も経営困難が続いていた。これに風穴をあけ

たのが「笛吹童子」の登場であった。重鎮スターたちの映画と、この若手スターの映画を2本立てで組んで上映することにより、観客の年齢層が飛躍的に広がり、座れない子供たちはスクリーンそばの舞台袖に陣取り、後方の子供らは父親の肩車で鑑賞した。テレビもゲーム機もない時代、親子で一緒に楽しめる映画鑑賞が家族の絆を一層強める娯楽に成長した。映画館に1日1万人が押し寄せた事例もあったという都市伝説がある。

　さて、このような時代背景のなかで、悪ガキたちの遊びは何と言っても「チャンバラごっこ」。今でいう工作用小刀は、小さい子も日常の遊び道具を作るのに必要で比較的容易に入手でき、東映時代劇の主役を演じるための武器は近所の年上の遊び仲間の手を借りて作り出せた。竹林で細竹を切り出して先端が尖った矢を作った。弓の部分は、適切な長さの割竹を荷造りヒモで"しなり"を入れて作り上

げた。完成した弓矢はすぐ試射されたが、その威力は、想像を超える恐ろしい凶器に変貌していた。チャンバラごっこは基本東映の娯楽時代劇が基調にあるため、鎧兜は、段ボール紙で各自、自主制作した。刀剣類はそれらしい材木片を拾ってくるか、竹を切り出し、先端を尖らせて作った。

その日も大勢の悪ガキどもが、いつもの広場に集結し、自作の名刀を腹一杯振り回した。そのとき、友達が振り払った先端の尖った竹刀が私の右眼を直撃。一瞬の出来事で両目を閉じたが、再び目を開くと右目の視力は完全に失われていた。両親をはじめ近所の人たちは何とかして私の視力回復をさせたい、福岡市のK大学病院へ運び込もうとしたが、その当時は、右眼裂傷でショック症状にある幼い病人をスムースに目的地へ運ぶ交通手段がなく、やむなく、市内のクリニックで手術を受けた。術後は、眼球固定

のため両眼包帯でグルグル巻きにされ、しばらくは体も固定された。化膿、炎症による両眼失明を抑えるためドイツ直輸入の抗生剤の投与を受けた。眼を開けられないための暗黒の世界と抗生剤によると思われる、耳鳴り、消化器障害、めまいなど様々な副反応に半年近くを耐えた。いや、幼い子供ゆえに耐えられた。このような状態で布団に横たわる我が子を見ることは両親にとって極限の辛さだったのだろう。枕元の母がポツリと言った。「秦ちゃん、母さんと一緒に死のうか？」、私の即答は、「いや、死ななくてもいいよ。包帯が取れたら左は見える。1つあれば勉強もできるし、りっぱな大人になれるヨ。」

　さて、その日から母親による、息子の義務教育代行業が始まった。母は私の代わりに小学校へ通い、生徒と一緒に給食と授業を受け、その日の授業内容を口頭のみで私に伝える。漢字の書き取りなど、視覚的授業は、私がまだ暗黒

世界の住人なので無理だったが、社会や理科などは聴覚の
みである程度理解克服できた。母の授業代行のお陰で同学
年の知識を身につけ、市の教育委員会を動かし、3年生へ
の進級を許された。同年3学期には、クラスメートの選
挙で決める学級委員（級長）にも選ばれた。眼帯をした学
級委員は、チャンバラで怪我をしたことで、当時の新聞に
載り、チャンバラという大好きな遊びが全面禁止になっ
た。1年間休んだにもかかわらず奇跡の復活？を遂げ留年
することなく進級した、ということで不名誉ながら、田舎
の有名人として知名度が高まった。当時、小学校では、よ
く作文を書かされたが、その中に、"末は博士か大臣か"
というテーマがあった。総理大臣を最も多く輩出している
山口県という土地柄のせいか、大臣になりたいという子供
が圧倒的に多かった。ちなみに、生来のあまのじゃくであ
る私は意味もわからず、"博士"になりたいとした。

若くペーペーの頃からお酒とネオンが大好きで、独身時代は、なぜか金回りも比較的よかった。この時期は、福岡市内には桜の名所が数多くあるにもかかわらず、Ｎ地区のキャバレーが主催する通称"さくら祭"に繰り出していた。スナックのカラオケも手書きの歌詞しかない、随分初期の頃から利用していた。歌うことが好きなことに気づかせていただいたのは、大学生になってからのことだった。当時はタイガース、テンプターズ、などの和製グループサウンズが全盛であり、洋楽では、ビートルズ、ローリングストーンズ、クリームなどであったろうか？　薬学部もＰ＆Ｐcという"エレキ"バンドがあり、学生主催のダンスパーティーなどで活動していた。私も厚かましく末席を汚させていただき、時折ボーカルも担当させていただいた。今考えると、バンド解散後？の構成メンバーの職業が、大学教授３名、外科医１名、製薬会社研究員１名というのが面白い。当時はお互い学問で身を立てるとは思えなかっ

たが……。ダンスパーティー会場であるが、夜は森進一、青江三奈、水原弘など当時の有名歌手の歌謡ショーが開催されるような一流キャバレーであったが、開店前の昼間などには学生ダンパに使わせてくれていた。場末のスーパーの屋上ビアガーデンが新規開店の折、バンドで出演したことがあった。ビートルズやローリングストーンズは受け入れてもらえず、「お兄ちゃんたち、森進一を歌え」であった。

　こうして歌う楽しさを経験して以来、この歳になるまで、カラオケ歌手を続けてきた。カラオケは、いわゆる"カラオケスナック"で事をなした。大学教員はモノトーンな生活に終始し、とかく世間知らずに陥りがちである。この問題を解決するためにも、バーボン水割りを片手に、聴くに耐えうる？愛唱歌を絶唱し、見知らぬオジサマたちとのたわいない会話で時を過ごすことでリフレッシュし、

世の中の流れを察知できた。

　さだまさしの歌に「無縁坂」という曲がある。……"母がまだ若い頃、僕の手を引いてこの坂を登るたびいつもため息をついた。"……"ため息つけばそれで済む、後ろだけは見ちゃだめと……母はすべてを暦に刻んで流してきたんだろう"……。私の大好きな名曲のひとつであるが、私自身が歳を重ねるほどに、どうしても、涙で声が詰まり歌えなくなる。やせ細った"眼帯少年"が母に手を引かれながら、フラフラする足取りで小学校へ通った日のことが思い出されてしまう。その母は、歌詞のように運の悪い人ではなかったが、私の結婚を大喜びしながら、孫の顔を見ることなく、死に急ぐかのように58歳の若さで天に召された。入れ替わるように生まれた待望の第一子は女の子であった。

　片眼失明という不慮の事故が私の人生のプロローグで

あった。右眼は視力を失い、その水晶体も流出して、いわゆる黒目部分が白く変質してしまった。このことで、外見上当然、様々ないじめにもあった。体も大きく優等生であったため、いじめられても、泣き寝入りはせず、暴力には暴力で対抗した。中学生の時であったか、教室内での悪ガキの執拗ないじめに対し、ついに、堪忍袋の尾が切れて彼を一撃の元に殴り倒した。彼の口元からは血が流れ、学内暴力集団の構成員？の一人であるにもかかわらず泣き出した。この構図は、暴力生徒に対する級長の正義の鉄拳制裁であるのに、その後話がややこしく展開していく。被害者？がいうには、私の暴力行為にあったことを帰宅後親父に話す。私の家族たちは、彼らが暮らす地域の方々から即刻、放火等の集団報復を受けることになるというものであった。当然これらのやり取りは担任が肉声を聞いていたのであるが、担任が私に嘆願したことは、「僕は一切この事件を知らなかったことにしてくれ」と。私は快く承認し

て帰宅した。

　我が家は、焼き討ちに会うこともなく、翌朝、私はいつも通り出校した。そして、当然ながら、私の被害者と対面した。驚くことに、私から受けた顔面の傷は、さらに別の部位にも拡がりを見せていた。彼は、私に昨日のことを謝まり、傷拡大の理由を話してくれた。私から殴られたことを親父に告げ、激怒を期待したが、激怒の矛先は予想だにしなかった自分に向けてであったと。戦中、戦後の食料難の時代から、食料や売り物である医薬品などを無償援助してくださった家の息子に何たることをしてくれた早速謝って来い、の一撃であったと解説してくれた。彼とは、その後もクラスメートの一人として、絆が続くことになる。

　中学の卒業式典が終了すると、卒業生は後輩や先生に送られながら、サクラ咲く坂道を、卒業証書を携えて降りて

いく。先ほどの校内暴力集団であるが、彼らは式典開催に
あたり、必要以上？にお世話になった担任や級長などをし
ていた生徒には坂道を下ったところで彼らなりのお礼の一
撃を返すことが慣例化していた。誰がやられるかは構成員
のトップシークレットで殴られてみないとわからない。卒
業生の一人であり級長でもあった私に、例の集団の幹部の
ひとりは、中学校の坂道を降りたところで手厚くお礼され
ることを事前に知らせてくれていた。私は、卒業生の列に
加わることなく裏道を降り何事もなく、北九州市・小倉で
上映中のロードショウ（ジョン・ウエイン主演、「史上最
大の作戦」）を、当時70ミリワイドスクリーンと呼ばれ
た大画面で見ることができた。後日、我が担任も手厚い返
礼の儀式を受けたことを知った。正規の坂道を下っていた
ら、私にも同じシナリオが待っていたであろう。しかし、
私の「史上最大の極秘ウラ作戦」がみごとに功を奏した。

社会の進歩・変革に伴って、人の心や人間同士の繋がり方にも大きな変化がもたらされることは仕方ないことかもしれない。当時は、子供の遊び道具もすべて各自の手作りで、学習塾もなく、おやつまでも満足に食べられない。無い無い尽くしの時代ではあったが、その日常の営みは、大人も子供もたおやかで他人を気遣うゆとりをもつことができた。悪ガキは、通りすがりの見知らぬオジサンやオバサンに容赦なくお叱りを受け、黙々と良いことすれば、〝縁の下の力持ち〟と讃えられた。

3. 我が人生の師「健」さん

　タイトルである人生の師「健」さんにたどり着くまでに少し長い前振りが必要となる。

　私の中学生時には、陸上部で80メートルハードルと100メートル走を担当できるまでに健康も回復した。走るだけなら片眼だけで支障なく、さらに、趣味もクラシックギター演奏、カメラ撮影へと拡がっていった。右眼は依然、黒目部分が白変しており、このご面相では、青春も恋愛も別世界のものと決めていた。通りすがりの女子高生から化け物、気持ち悪いなどと言われることもあった。おかげで、世の中のものを達観して見る知力が培われた。このような中、勉強は嫌いではなく、成績も良かったので、校区指定があるにもかかわらず、当時、東大合格者数も県下

一の難関有名高校へ合格し、越境入学を果たした。この先も、重いハンディーを背負って生きていかねばならない以上、せめて、「ぬきん出た学歴」を身につけたかった。

　高校への通学は、いわゆる、チンチン電車と呼ばれる一両編成の電車に片道40分で自宅を出て高校へ着くまで正味90分位要したか？　朝は6時前の起床。とにかく、「ぬきん出た学歴」を得るための入学なので、授業が終わっても一般の高校生と同じように腹ペコ帰宅できたのは、土曜のみ。日曜日も含め他の6日間は、自校の教諭が教える塾へ放課後通った。塾が始まる前の2時間前後は、高校図書館での勉強と下関の名物うどん屋「桃太郎」でエビ天（小エビのかき揚げ）うどんと、日替わりで、おはぎ又はいなり寿司2個を食すのが日課であった。自宅での夕食は9時半位から。食後は入浴と高校の宿題をこなし、2時頃に就寝し6時前起床のルーティンを1年以上繰り返

した。

　塾の内訳は、英語、数学、国語の主要３科目で各々週
２回、計６回、どの科目も我が高校内でもとびきり優秀
な先生方が担当された。おかげで、短期間のうちに自分で
も驚くほど成績順位が飛躍した。自己判定で、東大合格も
射程圏内に入ったと思ってしまった。しかし、視力にもハ
ンディーを持つ少年である。睡眠不足と蓄積疲労によっ
て、手遅れになれば絶命したであろうと診断された慢性虫
垂炎に併発した消化管癒着から大手術によって生還させて
いただいた。入院加療期間も長く、授業復帰後は浦島太郎
の心境で、遅れに追いつくのがやっとであった。その後の
頑張りで目的の大学も受験させていただいたが、結論でい
うと夢破れ、福岡における２年間の浪人生活という新し
い人生展開が待ち受けていた。小学１年の時の大怪我が
最初の挫折とするなら、高校のときの１日3〜4時間の

睡眠で猛勉強し、またもダウン。以来、怠け癖がついて目的の大学に通らず2年も浪人したことが第2の挫折であったろうか。その後も留まるところを知らず、この歳まで色々な挫折感を味わった。人生で幾度となく味わうであろう挫折もポジティブに変換させることで、人としての個人資質を醸成できる。第2の挫折、親元を離れての予備校生活は、私の生来の人間性に大きな変革？をもたらした。

当時の予備校生活では、他県出身者は基本予備校が経営する寮で生活することから始めさせられた。3度の食事は寮の食堂にて、授業は寮の階下の教室群で受験コース別受講。その日の選択授業が終了すると、まもなく夕食の時間になり、夕食後は自室（三畳半スペースに4人が生活を共にし、木製2段ベッドが2機と付属した机が4台あるのみ。いわゆる、"タコ部屋" と称する類）でラジオをイ

ヤホーンで聞くことのみが許された。このまま寮則にしたがって勉強あるのみでは、大学生になる前に数段高みの聖人になってしまうのではないかと危惧された。

　入浴日は週３回、寮の共同浴場に入る。ところで、この時代の若者はどのようにして性欲を処理していたか。貧乏学生は２千円の手持ちがあれば、Ｈ地区の橋近くへ赴くと、"ポン引き"と呼ばれるおば様が現れ、交渉成立すると、めでたく哀れな一人の若者の欲求不満が解消された。当時、市民権を得た性病はエイズではなく、梅毒と淋病であった。寮生にも数名の患者がいることを突き止め、仲の良い寮生と近くの銭湯へ行くことが多くなった。寮の近くには、全国有数の漁港があり、市場は活気に満ち、早朝から賑わった。その銭湯は、魚市場で働く人たちも多く、湯船には、"からくり紋紋"の威勢のいいおじ様、お兄様のいなせな肩が並ぶ。湯船に入ると、世間話をし、次

の質問は「兄さん、その目はどげんしたと？」。答えると、「頑張って目指す大学へ入れよ」風呂上がりには、冷たいビン牛乳をごちそうになることもあった。

　9時には寮のすべての鍵は閉まり、夜遊びの後自室に戻るには、身長より遥かに高い鉄条網付きの塀を乗り越えることが必須である。大仕事の前に、屋台に寄りコップ酒にホルモン焼きを食すこともあった。"天神"周辺には屋台が多くあったが、いつもオバちゃんがひとりで切り盛りする店がなじみであった。彼女には、私と同じ世代の息子が中学を出て関東で働いているということで、親身に話を聞いてあげると、コップ酒やめざしを他の客に気づかれぬよう無料で提供してくれた。このように、寮での聖人になるための修行は諦め、俗人街道をまっしぐらに歩みはじめたが、幼い頃からのもうひとつの趣味が頭を擡げてきた。前述のように、東映時代劇に熱狂し、その前には、ジョン・

ウエイン（John Wayne）の西部劇に字幕も読めない頃から心酔したこと。

　何と寮近くに、定職に就けずにその日暮らしを余儀なくされている人たちの憩いの映画館があったのだ。Ａ映劇は邦画専門館で、ロードショウで千数百円の時代に２３０円で邦画３本が１日中入れ替えなしで見放題であった。低料金であるためテレビも見られない予備校生には打って付けのストレス解消の場であり、寮の同僚も多く足を運んでいた。ちなみに、ロードショウ映画館では予備校の身分証明は学生割引の対象にはならなかったが、Ａ映劇とストリップ劇場だけは人権が認められ、大学生と同じ割引の対象であった。ただし、常連観客の浮浪者が隣席に近づき、股間を触ってくるというアクシデントは、私のみならず予備校の同輩からも度々報告された。

「健」さんこと、高倉健にはじめてお目にかかったのは
Ａ映劇であり、私が19歳の頃であった。東映は任侠路線
をひた走り、「日本侠客伝」では、高倉健の無口で禁欲的
な任侠道を貫く日本男子像に、今でいうライブ会場のよう
に、スクリーンに向かって拍手喝采を送った。上映後は、
皆、健さんにトランスフォームされて、風を切って映画館
を後にした。高倉健は、福岡県中間市の裕福な家庭に生ま
れる。県立東筑高校、明治大学商学部を経て1955年、
東映ニューフェイス第2期生として東映入社。彼の演技
は派手さも洗練性もなく、ただ、地味で暗さが漂っていた
という。当時、美空ひばりとの共演話も、彼女は不満タラ
タラであった。このような健さんではあったが、東映上層
部は、セリフを極力抑えた？彼の立ち姿の魅力のみでギャ
ング映画で勝負させた。言うまでもなく興行は成功を収
め、東映任侠路線大発展の足がかりとなった。彼の寡黙な
立ち姿とその目力には男の哀愁が漂い、私自身も含め多く

の日本男子を虜にした。このような魅力は、健さん自身の禁酒、禁欲など、自らを厳しく律する私生活に裏打ちされたものであった。時は70年安保をめぐる混乱の社会状況、不条理な仕打ちに耐え、言い訳はせず、ついには弱者に代わり報復を果たすという主人公の姿は、学生運動に身を置く学生たちにも熱狂的支持を集めた。

　その後「健」さんは、フリーに転向後、「八甲田山」、「幸福の黄色いハンカチ」、「鉄道員（ぽっぽや）」、など数々の名画を残し、日本アカデミー賞（最優秀主演男優賞、計4回）、ブルーリボン賞（主演男優賞、2回）などを受賞した。さらに、2013年には文化勲章を授与されている。永井龍雲の曲「拝啓、僕のヒーロー様」の2番の歌詞、「拝啓、健さん。余計なことを何も語らず、人に優しい男になりたい。耐えてきましたいくつかのこと……」。ちなみに、この曲の1番の歌詞のヒーローが寅さん、3

番歌詞がミスター（巨人・長嶋選手）、納得の人選である。

　何も言わずに大学受験を再挑戦させてくれる親への感謝と成果に対するあせり、そして孤独感。20歳前の青年にとって、渡世人・健さんの"弱者たちの為に命がけで暴力・権力と戦い、ことが済めば、恩着せがましく語るでもなく、静かに立ち去る姿"に対し、これからの自分の生き方を学んだ。

　本節の締め括りとして、今ひとつ"挫折"について蛇足を加えるとすれば、後年、助教授の時代、あわや絶命の交通事故にも見舞われた。横断歩道を、もちろん、青信号で渡っている時、右折して来た、幼子を同席させた家族連れ大型ワンボックスカーが一旦停止することなく私めがけて突進して来た。不意の殺意を感じ、持っているカバンをフロントガラスめがけて投げつけた。結果は、右膝を中心と

した下肢部の粉砕骨折。救急車で運ばれた大学病院では、現在の整形外科入院患者の中では最も重症であるとのお墨付きをいただき大手術を行なった。入院加療、リハビリに1年の年月を要したが、この日数の大半は石膏で固まった右下肢を引きずり、松葉杖で"講義"と教授会出席だけは行った。忘れかけていた"挫折"と"骨折"の半生であった。執刀医からは、できる限りの処置はしたが、60歳半ばから車椅子を覚悟するように、と申し渡しがあった。予言通り、後遺症と思われる"腰部脊柱管狭窄症"の大手術を受けたが、後期高齢者になった現在も車椅子のお世話になっていない。何度も挫折から立ち直れた原動力は、単純に若さに基づく生命力のみであったのか？ 幼少時の失明という"つまずき"とその克服体験が大きかったのかもしれない。

4. はなむけの言葉

大学卒業式における大学院薬学研究科研究科長としての祝辞

『さて、学部長、研究科長、そして同窓会長は、3人とも団塊世代です。考えることも多分似通っています。そこで、お二人とは趣の異なる "はなむけの言葉" をお贈りしたいのですが、なにぶん毎年のことですので苦慮いたします。ご馳走も3品同じようなものが並ぶとうんざりです。では、お茶漬けのようなあっさりしたご挨拶を。

一人の少女が大学の受験期に、将来小児科医になりたいと思うようになり、国立大学医学部を目指して頑張っていました。父親が「国境なき医師団」というNPO団体へ定期的に少額の寄付をしていた関係で、その家庭には、世界

中の戦火の中の飢餓難民の写真が掲載された報告書が定期的に送られてまいります。父親は、医学部を目指すその子の誕生日プレゼントとして、飢餓に苦しむ難民の子が目を大きく見開いて天空をみつめ、やせ細った腕には注射針が刺さっている姿の掲載写真をパソコンで切り取り、"Children Need You" と記入して彼女に贈りました。

　その子は、受験の夢破れ、大学受験浪人も経験し、やがて皆さんの先輩として本薬学部を卒業、薬学研究科を修了いたしました。その誕生日プレゼントから10年以上経った今でも、彼女の部屋の同じ位置に飾ってある写真をみて父親は、道は違っても医療人としての初心を忘れていないと勝手に解釈し安堵します。その子にしてみれば、片付けるのが面倒くさかっただけなのかもしれません。でも、親とはそのようなものです。

皆さんも今日の喜びと決意をいつまでも持ち続けられて医療現場で貢献されますように。4年間の勉強、さらには大学院研究生活で苦しい思いをしたのはなぜか。将来楽をするためか。それとも、親を喜ばせるためなのか。いずれも否定すべきことではありません。私自身のことでいうと、60歳を越えた今も体力が続く限り、ものに憑かれたように、休む事なく教授・研究者としてデスクワークとベンチワークに向かうのはなぜか。何か他人のために役立つことができないか、との気持ちからかもしれない。人が生きていく上で、なすべきことをひとつだけ挙げるとすると、「他人のために何ができるか」ということか。誰にもたやすくできそうで非常に難しい。しかし、このような時代・世相であるからこそやらねばならないことかもしれません。

　オバマ米大統領がかつて演説したように、Changeが

必要不可欠な事柄もあれば、いつの世も普遍であり続ける べき事も多くあると思います。人としての心は、果たして どちらなのでしょうか。これまで学んだ"知識"を、経験 に基づく"知恵"に変え、個人個人にあった素晴らしい充 実した人生を見つけられますことを祈念し、お祝いの言葉 といたします。学部ご卒業並びに大学院修了おめでとうご ざいます。』

5. 薬剤師志望でなくても一読してほしい、薬学部が6年制教育になった訳

以下、薬学部長として学外講演した時の抜粋である。

「4年制薬学部を6年制に変革することは正しかったのか」という観点にたって、まず、変革に際して右往左往した話からさせていただきます。

6年制教育改革は、賛成か反対かのアンケートからはじまり、結果、日本薬学会作成の「薬学教育モデルコアカリキュラム」に準じて教育を開始することになりました。当時、薬学部と大学院（薬学研究科）をもつ大学は、従来のカリキュラムの全面改訂と教員組織の再編に翻弄されました。

どこからどんな手順で手をつけるのか？　文科省の通達書面を読むだけでは不十分で、地方の私大では、そのノウハウを十分に熟知していない状態でした（余談ですが、関西・関東の私大の一部は文科省 OB を天下らせ、有事に対応できるパイプを事前にもっていた）。やはり文科省に直接聞くべき、しかし、その所在地は東京です。いちいち出張して教えを乞うわけにはいきません。大学院研究科長としてメールを入れ、遠隔地ですのでメールでやりとりさせて下さいとお願いしました。返信では、「メールでのやりとりは一切いたしません。質問が有れば、予約して文科省へ直接おいでください。」

　学部 6 年制への移行に伴う薬学研究科の再編も文科省に届けて認可をもらい学生を受け入れるまでに最短で 2 年かかります。万事休すと思ったとき、思い付いたのは、

"わが国のアカデミズム"の原点は東大であることでした。私は関門海峡を渡った下関の出身です。早速、当時「東大」の副学長をしていた高校のクラスメート○君にメールして事情を話すと、数日後には文科省の当該部署の担当者から連絡がはいり、関門海底トンネルを渡るよりも容易に本州・九州間のメールが開通しました。この地方大名の将軍家への陳情は、袖の下も出張旅費も一切使う事なく達成でき、数回の文科省出向で6年制博士課程は認可されました。文科省の「用事があれば出向いて来なさい」にはじまり、ほとんどメールで本案件がクリアーできたこと、これは長州人としてはある意味予想通りでしたが、一応勉強になりました。

　6年制教育への移行は、"臨床マインド"をもった薬剤師を養成するということで、時代に即してはいるのですが、教育現場からすると、我々教員の後継者でもある大学

院進学を希望する"研究マインド"をもった学生が激減しました。さらに、6年制薬学科は、私大であれば、授業料だけでも6年間で1,200万円強。是が非でも取ってほしい薬剤師免許、しかし、国試合格率の全国平均は60%台（ただし、執筆当時）。だったら、授業料総額500万円でほぼ確実になれる看護師志望にしたほうが得策か？　このように、保護者の薬学部離れが起こったことも事実です。

　6年制教育の大きな特徴として「薬剤師として求められる基本的な資質」が10項目設定してあり、この資質を身につけるための6年間としてあることです。薬剤師として、知識、技能、態度の3つの能力をバランスよく身につけることが大切です。すなわち、治る病気の患者へは良質の医療（知識と技能）を提供し、不治の病をかかえた患者には、人生に対して生きる希望を失わないような光を灯してあげること（態度）が大切です。医師、看護師など他

の医療人の育成でも“態度”の点は同じく大きな問題になっています。「患者中心」の医療とは、患者自身が円の中心にいるのでなく、患者の健康と人生そのものが“円の中心”であり、患者自身は医療スタッフや家族と同じく“円周”に位置して患者の人生、健康をShareする（分かち合う）ことです。押し付けの医療行為をしないことが鉄則です。このような生き方をすべて授業で学べるかといえば、否です。家族はもとより、学内外の多くの人達と積極的に繋がりをもち、何事にも果敢に挑戦し、経験し社会が要請する薬剤師になるための基礎力（あえていえば、知力・知恵）を6年間で養ってください。

　少子超高齢社会が進行する中、2060年には1人の高齢者を1.2人で支えるという社会構造、いわゆる「肩車社会」と呼ばれる厳しい現実が訪れます。医療・介護のあり方についても「病院完結型」から「地域完結型」の医

療・介護へ変わろうとしています。病院は、急性期医療を主体とし、高齢者は自宅や老人施設で通院や訪問介護を受けて頂くという、いわゆる「地域包括ケア」*への取り組みが急がれています。

*「地域包括ケアシステム」：「病気を治し、命を救う」ことが基本であった一般医療は、お年寄りを「癒す事、支える医療」へと変化していきます。これを「地域包括ケアシステム」といいますが、高齢者の尊厳を守り、自立生活を支援する目的で、可能な限り住み慣れた地域で生活を継続させてあげようという、支援サービス体制でもあります。

　私は、医療系大学の学長、学部長７名をメンバーとする、私大連盟の「医療系学部長等委員会」のメンバーに選出され、東日本大震災に対する医歯薬学の取り組み、医学教育の現状と課題、超高齢社会における医歯薬学教育のあり方等々、２年間に渡り我が国の医療をより良いものにし

ていくための議論を重ねてまいりました。「東日本大震災」に関しては、被害の大きさは自然災害ではなく"人災"であるとの率直な意見があったことが印象的でした。2025年の実現を目指す「地域包括ケアシステム」の構築に対しても、これからの医療系学部の学生に何を教え、それ以外の文系、理系の学生にも何を伝えていくべきかを考えていく議題もありました。例えば、奈良医大学長の提案で、"ダイワハウス（株）"とのコラボによる「医学を基礎とする町づくりの取組み」では、医学・工学の連携によって高齢者が安心して暮らせる街づくりを行うという提案がありました。大学の医療系学部以外で学ぶ学生たちが、差し迫る超高齢社会とは何かをそれぞれの立場から考え、具現化を目指すという素晴らしい提案のひとつです。

　さて、在宅医療への取り組み、ジェネリック薬品の使用促進、健康情報拠点としての役割など、このような社会の

ニーズに応えるには、6年間の薬剤師養成教育は最低限必要かもしれない。現在（執筆当時）の薬剤師登録数は、28万人。しかし、遠い将来、高度薬学知識を有する薬剤師が28万人も必要か？　歯学教育にみられる例として、3割弱、学生定員を削減し、高齢者問題に焦点を当てた臨床実習制度を新たに導入しようとしています。

　最後に、"薬学教育の国際標準化"について：医師と同様、その資格がどこの国でも使える国際的質保証が薬剤師にも求められています。薬剤師免許も医療の国際化に伴い、外国で使用できることは良いことですが、やっと、6年制教育体制ができたばかりで、日本の薬学教育が国際認証を受けるには、さらに臨床実務実習期間の大幅延長が必要であり、6年の教育機関では無理なのです。今後の課題といったところでしょうか。薬剤師を取り巻く問題に、薬剤師職能の国際化、多極化まで加わる日が来るのでしょう

か。薬学部では、まず、ひとりでも多くの適合人材を育てることに心血を注ぐことが重要であると考えています。育成すべき人材とは、国民の健康寿命を延ばし、セルフメディケーション＊推進の中心的役割が果たせること。地域医療のリーダーであるとともに、他の医療人と比較し、薬学教育でなくては得られない、Scientistとしての特性が活かせることが重要であると考えます。

＊「セルフメディケーション」：WHOの定義によれば、「自身の健康に責任をもち、軽度な体の不調は自分で手当てする」である。日頃から、自分の健康状態、生活習慣をチェック・管理し、体調不良の際にはOTCやサプリメントを利用して健康維持や病気の予防・治療にあたること。

　ご清聴ありがとうございました。

6. 新しく薬を創るということ

　今、全世界はコロナ禍にあり、人類はその出口をさぐっている。有力な手がかりは、ワクチンであり、治療薬なのか。

　さて、ひとつの新しい医薬品を生み出すのに、通常1,000億円以上の研究開発費を必要とする。この膨大な開発費のためか承認される医薬品の数は、10年前に比べ、約半分になっている。医薬品開発の難しさは、30億塩基対のヒトゲノム情報の裏に潜む体の神秘の仕組みを相手にしなければならないことだ。単なる化合物に対し、有効性、安全性、代謝など多くの医薬品としての機能を付与し、そして承認されるまで約10年の歳月を要することも医薬品開発の困難さを加速させる理由のひとつである。

ヒトゲノム解読は、生命科学がコンピュータサイエンスと融合することにより成し遂げられたものであり、創薬の「セレンディピティ（偶然の発見）」を当てにしないで勝算十分の「ゲノム創薬」戦略が拡がりをみせている。しかし、予想外の副作用が生じたり、動物で得られた前臨床データが臨床で再現されないことが度々起こる。このことで開発中止になった事例が全体の30％にのぼる。

　そこで、発想を180度転換してみよう。すでに世に出回っている、安全性も体内動態も確認済みの既存薬を使って新しい薬を創ることはできないか。欧米の大手製薬企業はこのような研究戦略の重要性に気付き研究に着手している。すなわち、既存の医薬品でも作用機構がよくわかっていないものがかなり多い。このような医薬品においては、DNAチップなどの最先端技術を使うことによって作用機

構を詳しく解明すると、発見された作用機構によっては医薬品としての適応拡大が図れることである。

　わかりやすくいえば、これまで胃薬として用いられていたものが、アルツハイマー病のような難病の治療薬の候補として脚光を浴びる可能性があるということである。熊本大薬学部・水島教授の研究を、以下に実例として紹介する。非ステロイド系抗炎症薬（NSAID）はシクロオキシゲナーゼと呼ばれる酵素を阻害する薬であり、炎症部位でのプロスタグランディン（炎症増悪因子）の量を減少させる。NSAIDは永く使用されてきた薬のひとつであり、胃潰瘍という副作用があることや長期連用によりがんやアルツハイマー病のリスクが低下することなどが報告されてきたが、その分子機構は不明であった。しかし、DNAチップ法という遺伝子解析法を用いて解析すると、胃潰瘍、抗がん作用、抗アルツハイマー作用を直接誘導するタンパク

質の正体が明らかになってきた。これから先が創薬科学者の出番であり、NSAID のかたちを少し変えることによって、胃潰瘍を起こさない NSAID の開発を製薬企業との共同で成功させた。

　究極の創薬とは何か。おそらく、不老不死に効く薬を創ることであろう。今から 2,000 年以上も昔、秦の始皇帝は神仙の術を心得た方士・徐福に不老不死薬を探すことを命じ、東海へ旅立たせた。徐福が予言によってたどり着いた国は日本であり、我が国が現在世界一の長寿国であるのは偶然それとも必然か。日本人の健康食品志向には、驚かされるものがある。生活習慣に起因する「未病」の状態のときには、食べ物でほんとうの病気への移行を抑えようとすることは正しいかもしれない。しかし、特定の健康食品が難病に効くというような宣伝に惑わされてはいけない。我々、医学薬学研究者の使命のひとつに、医食同源の素材

である生薬や天然物の中から有効成分を抽出・分析し、化学構造を明らかにすることから始めて医薬品の地位まで育てていくことがある。これも創薬戦略のひとつに挙げられる。大学で薬を創ることはほとんど不可能といえる。しかし、創薬マインドをもった多くの若者（薬剤師）を育てていくことは薬学部教員の重要な使命のひとつであると考える。

7. 薬の効き目から健康・長寿まで

：体内時計の上手な活用が生活を豊かにする

　24時間周期で変動する日常の様々な生理現象を「概日リズム」といい、この概日リズムをコントロールしているのが"体内時計"である。睡眠と覚醒、心臓の鼓動、細胞周期*などの生理現象には様々な周期性がみられ、血中ホルモン濃度にも日周リズムを持つものが多い。陣痛を促進するオキシトシンの下垂体からの分泌も、分娩開始の時期（24時）とよく符合する。その他にも、喘息発作は明け方の4〜5時頃、心筋梗塞は午前中（8〜9時）、脳出血リスクは19〜21時頃が最大となる。記憶・記銘力は、1日のうちで13〜15時が最もよく、作業能力は14〜17時がピークに達する、など。

＊「細胞周期」：細胞分裂で生じた娘細胞が再び母細胞となって娘細胞を生み出す一連の細胞増殖過程。

　さて、この体内時計とは、どこに存在し、どのようなものなのか。本体は脳の視交叉上核（SCN）と呼ばれる所にあり、生体リズムを刻んでいる。SCNでは、目から入力される光を直接受けてBmal、Periodなどの時計遺伝子群が発現し、リズムを作り出すマシーンとなる。したがって、概日リズムによる様々な生理現象は光の影響を強く受けている。「概日リズム障害」と呼ばれる疾患があり、主症状として、不眠、頭痛、めまい、耳鳴り、腹痛、下痢などが挙げられる。リズムを狂わせる原因とは、夜間の受光、運動不足、不適切な睡眠時間、食事のタイミングなどであり、これらの原因が生活習慣病発症の根底にあることも注意したい。適切な睡眠時間には個人差もあり異論もあるが、不適切に短い場合、高血圧症、糖尿病、高脂血症、

がんなどの発症に関わるといわれている。

　私自身、かつてネオンと夜遊びをこよなく愛した俗人で
あったので、増悪因子のひとつである"夜の受光"につい
て掘り下げてみる。寝室を暗くして寝ると、"メラトニン"
と呼ばれる"睡眠促進ホルモン"が脳から分泌される。夜
遊び等で夜間長く受光すると、メラトニン分泌は低下し、
不眠症を引き起こす原因になる。しかし、早朝の受光に
よって、再び概日リズムが適正化される。すなわち、"早
寝早起きは三文の徳"の医学的根拠である。メラトニンに
は、血中の中性脂肪、コレステロール値を正常化させる作
用、抗酸化（アンチエージング）作用、抗がん作用なども
報告されており、早寝早起きによって健康維持・増進を約
束してくれる。

　もうちょっと知りたい健康と睡眠の関係とは。睡眠不足

によってもたらされる健康弊害のひとつは、満腹感を促進して食欲を抑制するレプチンと呼ばれる視床下部ホルモンの分泌を低下させ、逆に、食欲増進ホルモンであるグレリンの分泌を増大させることである。すなわち、睡眠不足は肥満傾向を助長する。これらのホルモン分泌変動で、同じ食事内容でも、昼間に摂る場合と夜遅くに摂る場合では、夜遅く摂食した方が圧倒的にエネルギー変換効率が下がり、脂肪として蓄積される。

　我々の体は、人類誕生以来、飢餓・低栄養状態でも生き延びられるように設計されている。"倹約遺伝子"と呼ばれる遺伝子で作られたタンパク質群の働きによって、余ったエネルギーは緊急時に備え積極的に脂肪という備蓄型エネルギーとして保存される。飽食の時代では、過剰エネルギーの摂取、運動不足、夜型生活への移行などによって、体にとって負担となる余剰エネルギーが生み出される。人

類はかつての飢餓時代に、飢餓を克服し生き延びるために獲得した倹約遺伝子システムを使って、皮肉にも肥満や生活習慣病を誘発している。

　ということは、カロリー制限などの食習慣を維持し、むしろ、低代謝状態を続けることで長寿がもたらされることはないか？　マウスなどの実験動物で"低カロリーダイエット食"を実施すると、通常食を気ままに食べたマウス群と比較すると、毛並みも良く明らかに老化が抑制されており、寿命の延長が見られる。　カロリー制限は、"長寿遺伝子"産物であるリーチュイン（sirtuin）ファミリーを活性化する。NAD^+依存性脱アセチル化酵素である"Sir2"などは、DNAの修復や細胞周期などに関わっており、長寿をもたらすともいわれている。

　特記すべきは、長寿をもたらすサーチュインの発現も時

計遺伝子によって支配されており、不規則な生活はサーチュイン発現サイクルを乱すことになる。

　最後に、くすりの効き目・副作用と体内時計との関わりについて。疾患の様々な症状の現れ方にも日周リズムがある。例えば、気管支ぜんそく、偏頭痛、アレルギー性鼻炎などは比較的朝早く症状が増悪する。心筋梗塞、脳梗塞などは、午前中に起こることが多く救急車の出動が必要になる。高血圧症状は午後遅くから夕方にかけて起こりやすい、などなどである。これらは、それぞれの症状の増悪に関わるホルモン、サイトカイン、酵素などの変動が体内時計で支配されていることによる。薬の作用は、量的にも日内変動する増悪因子をターゲットにして発揮されるものが多く、そのため、指示された時刻に正しく服用することが大切である。体内時計に合わせ増悪因子が最も多く発現する時刻に、最小有効量の薬を効率よく投与をすれば、副作

用も最小限に抑えられ、効き目を最大限にすることが可能になる。

　さて、健康食品に関心を持つ中年以降の方々へ。健康食品の効き目にも体内時計が関係すると思いますか？　ワカメ、コンブ、モズクなどの褐藻類に含まれる"フコイダン"と呼ばれる多糖類がある。フコイダンは、フコースを主成分とする硫酸基をもつポリマーであり、抗血液凝固物質・ヘパリンと構造的類似性があったことから、私たちの研究室は、フコイダンの血栓防止作用、血清脂質低下作用などをはじめて報告した。次いで、がん細胞の浸潤・転移・増殖に対する効果を検討した結果、"血管新生"抑制作用があることを発見した。"血管新生"とは、がんの増殖、糖尿病性網膜症の増悪などに深く関わる病態である。健康食品・フコイダンの摂食時間と抗がん作用と関連を、マウスを用いて検証した。結果は、朝のフコイダン摂食で

マウスに移植されたがんの増殖は、夕刻の接食に比較して著しく抑制された。マウスは夜行性動物なので、体内時計は人の場合と逆である。すなわち、我々の場合は、フコイダンの"血管新生"抑制に基づくがんの抑制効果を期待するのであれば、夕刻の摂食が適切であろうか。

8. 2度の海外出稼ぎ

　1984 年、30 歳代半ばの頃であった。米国・メリーランド州ボルチモア（Baltimore）にあるジョンズホプキンス（Johns Hopkins）大学病院の神経内科の研究施設（John F. Kennedy Institute）にてポストドクトラルフェロー（博士研究員）として年俸 17,000 ドルで研究生活を送らせていただいたことがある。所長は小児神経内科の世界的権威、ヒューゴ・モーザー（Prof.Hugo Moser）教授であり、その協力者の一人に岸本安生教授（Prof.Y.Kishimoto）がおられた。両教授下で私は、"脳内極長鎖脂肪酸（VLCFA）の代謝研究"を行うことになっていた。

　極寒の 2 月のある日、ニューヨークを経由し、ローカ

ル空港からボルチモア入りした我々家族（私と妻、そして3歳と10ヶ月の2人の幼児）は、同じラボの友人の迎え車でこれから住む予定の、日本のように地震に見舞われたら一瞬でガレキになりそうな、古い高層アパートの一室へ到着した。夕食を済ませて漆黒の冬空を見上げると、「パーン、パン、パン」というかわいた音がどこからともなく聞こえて来た。夜もさほど遅くなかったので、アメリカの子供は冬でも花火遊びをするのかと思った。しかし、やがてパトカーのサイレン音が響きはじめ、発砲音であったことに気づく。当時のボルチモアは全米第3位の凶悪犯罪多発都市であったので、初日にこれ位の洗礼を受けたのは当り前である。以降、この「冬の花火」にも次第に慣れて、その後も、シューティング、レイプ、強盗殺人と身近で色々な見聞をさせていただいた。

　当時を振り返ると、万事が今のように便利な社会システ

ムではなかった。成田から NY（ジョン・F・ケネディー国際空港）までは JAL 直行便で、さらに、10 人乗り位であったか小型のオンボロ軍用機もどきでボルチモアへ降り立った。成田からの所要時間は、合計 15 時間以上経っていたように思う。NY では、空港内から大学病院の教授室へボルチモア無事到着を知らせようとしたが、コインが使える公衆電話機は皆無で、すべてがテレフォンカード式。もちろんその当時、我が国では、スマホ、ケイタイはもとよりテレカでさえ一般人の辞書にはなかった。背負子に息子を入れ、妻は娘の手を引き困り果てていた我々のところへ、日本人のエリートサラリーマンの方が近づいて来られ、カードを差し出して使ってくださいとのこと。この縁もゆかりもない方のご親切は、筆舌に尽くし難くありがたかった。

　ポスドクとして研究を開始して 1ヶ月後、副腎白質ジス

トロフィー（ALD）という難病の息子をもつワシントン D.C. 在住のご両親をお招きし、ALD の最先端研究を紹介すべく、国内外から第一線で活躍する研究者を招聘してワークショップを開催したいので、その準備を手伝うようにとモーザー所長および岸本教授から指示があった。このような話は、当時のアメリカの有名大学病院ではよくあることで、大金持ちの難病患者には総力を挙げて治療に取り組む姿勢を示すことで、我が国では考えられないような法外な額の礼金・支援金を当てにできた。

ALD は、脂肪酸代謝異常によって VLCFA が脳内に蓄積し、脱ミエリン現象を引き起こす。ミエリンとは神経の絶縁体として神経信号を素早く伝える役割を果たし、脱ミエリンによって漏電事故を起こしてしまう。小児の患者では、性格・行動の異常、けいれん、嚥下障害などが現われ、多くは発症後 2 年以内に死亡するといわれている。

最初のワークショップ後の治療方針は、モーザー教授主導で食事療法から始められたが、患者の血中VLCFAは逆に上昇した。両親は医師にすべてを委ねることをあきらめ、難病の息子の命を救うため生化学の勉強から始め、ついには「ロレンツォのオイル」の発見に至る。これは、C_{22}のエルカ酸とC_{18}のオレイン酸の1：4混合物であった。「ロレンツォのオイル」の効果について検討された結果、ALD発症の予防や症状軽減には有効であることが認められた。生存が4〜5歳までといわれたロレンツォの享年は30歳であった。

　後年、私は岸本教授と再会したが、あのときの話がハリウッド映画になったことを知った。題名：ロレンツォのオイル／命の詩；監督：ジョージ・ミラー；配役：ニック・ノルティ、スーザン・サランドン；ユニバーサル映画

（1992 年）であった。本件の書き出しから第 1 回のワークショップ、そして、自身が参画した VLCFA のミエリン蓄積に関するメカニズム研究（Lipids 21,328,1986; Neurochem.Int.9,475,1986 他で報告）まで、私は偶然にも研究を通じてこの物語に参加していたことになる。ロレンツォのオイルの ALD 発症予防効果が認められたのが臨床試験開始から 16 年後、両親がオイルの治療薬としての可能性を発見したのが研究開始から 28 ヶ月後のことである。この映画では、モーザー教授はニコライス教授という名で悪役として描かれている。それは劇中でも自分の子供を救いたい一心の両親に対し、非協力的に映ってしまったからである。ALD は遺伝性疾患であり、今後も発症してくるすべての患者に対し、責任を持つという研究者・医師の立場をモーザー博士が貫いたことによる。

　ジョンズホプキンス大学（JHU）病院は、米国内のみ

ならず世界の医療関係者にとっては憧れの最先端医療施設であった。アメリカ小説で登場する主人公ドクターは、必ず JHU 医学部出身で、日本からも開業医のご一行が頻繁に病院見学に来られていた。ボルチモアはストリップ発祥の地としても知られ、それをご存知のドクターのご要望があれば、ボルチモア通り（Baltimore St.）と呼ばれる一角にストリップ鑑賞へお連れしていた。当時はバドワイザーの缶ビールを $5 で買えば、カウンターの上で全裸で踊るダンサーを眼前で鑑賞できた。もちろん、日本の歓楽街とは大きく異なり、タクシーを拾って帰宅するまで命がけである。後部席と運転席の間は頑丈な金網、運転席の隣にはどう猛な大型犬が鎮座ましますこともあった。

　JHU 病院正面入口のドーム内にはキリスト像があり、「ロレンツォのオイル」のみならず、ハリウッド映画の画面によく登場する。最近、エンゼルスの大谷翔平の活躍

で、再び脚光を浴びている伝説の２刀流大リーガー・ベイブルースの生家も病院の近くにあるが、周辺の治安は最悪であった。例えば、滞在１年の間に、我が研究所長のモーザー教授は早朝出校時、ドームから病院内へ入ろうとすると強盗に襲われ身ぐるみ剥がされた。また、ある夜、我々と同じ研究棟の女性研究者が帰宅のためビル３階の駐車場へ向かう際、レイプ殺害された。研究棟の通りをひとつ隔てた場所はいわゆる麻薬の巣窟となっているスラム街で、深夜、大掛かりな"手入れ"があった。ハリウッド映画で見るように、陸からは重装備警察車両、空からはヘリを使った銃撃とリアル場面に遭遇した人の話では失禁寸前であったと聞いた。したがって、院内は緻密な地下迷路が張り巡らされ、昼間も地上を歩くと命の保障はないと、着任はじめに言われていた。全職員が、この地下道を利用して仕事をしていた。しかし、急ぎの帰宅のため、定時シャトルバスに間に合おうと、夕方、病院地上をバス停ま

でひた走ることもあった。案の定、病院救急搬送入口に差し掛かったとき、ひとりの浮浪者からクスリが欲しいので金をくれと言われた。この時のために、1回分のクスリ代$3〜5は常時胸元に所持していた。$3の持ち合わせがないために、絶命または傷害を受けた事例は多くあった。しかし、外国人なので英語がわからないと、日本語に近い英語でいうと、「こいつ、イカレてる」と叫び、諦めて立ち去ってくれた。いずれにしても命拾いしてよかった。しかし、私にとっては、これが2度目の貴重な経験であった。そのとき、黒いオンボロ大型車が、患者救急搬送入口に路上急停車。後部座席に横たわっていた彼らの母親らしき黒人肥満女性を投げ捨て慌てて逃げ去った。この情景もさほど珍しい絵柄ではなく、アメリカでは病気の治療に天文学的医療費が必要であった。したがって、スラム街に住む黒人家族は、大事な病身の家族を救うためには、神頼みで遺棄していく以外に方法がなかった。ちなみに、当時、慢性

虫垂炎の手術で１週間入院すると、＄2,000 を超えた（当時、１米ドルが240 円であったか）。出産も３日程度で退院しないととんでもない高額が請求された。私がいたJ.F ケネディーメモリアル研究棟は小児神経疾患専門の診療棟でもあり、鉛中毒の黒人小児患者が多数いた。なぜ、この現代に鉛中毒？　理由を知って驚いたことは、低所得者層が住むスラム街はいわゆる、ひと昔前の廃墟群であり、当時の壁の塗装には高濃度の鉛が使われていた。廃墟になって剥がれ落ちた壁塗装を、空腹の幼子たちが口に入れることから中毒性中枢疾患が発症した。

　人種偏見について：日常の生活は、朝 ID カードを提示して厳格なセキュリティーの病院建物内に入るところから始まる。地下通路ですれ違う方々は皆、「ハイ、おはようドクター。調子はどうだい？」。昼食は、病院内の大食堂でドクター、看護師、その他職員、患者が集い、好きなも

のをトレイにチョイスしてレジで支払う。「お前それ一人で食べるのか」とレジのおばさんに苦笑されるのが常であった。サンドイッチのオーダーは、パンの種類から、ハムは何を乗せて、カラシ、マヨネーズはどうする？　と矢継ぎ早に聞かれ、めんどうくさいの一言で敬遠した。さすがに東部の格式ある大学病院で、ドクターズラウンジなるものがあった。ドクター以外は入れず、コーヒーのみではただの特典があったので時々利用した。学識豊富な邦人ドクター連中であっても、当時の日本人の発音は、アメリカ人には受け入れ難い?? ものであったのか。実例として、アパート自室の固定電話取り付けは、電話会社に直接電話して、詳細を契約するのであるが、自室に公衆電話が設置された例もあった。

　以上のように、過分な待遇を受けた院内生活であったが、一旦院外へ出ると、そこにはリアルアメリカが存在し

た。肌の色は、ホワイトでも、ブラックでもなく、ミドルであり、圧倒的に人種マイノリティーであった。近くには首都ワシントンDCがあり、人種政策も首都周辺では手厚く、黒人就業率は他の都市に比べ圧倒的に高かった。表に出ると、かならず、「そこのチャイニーズ」と呼びかけられた。彼らにとってアジア系人種は、皆チャイニーズであり、侮蔑の念がこもっていた。妻がボルチモアの旧市街地にある瀟洒なショップに帰国土産の小物を買おうと入店すると、初老のボルチモアマダムが応対された。明らかに、「あなたたちの来るところではないよ」と慇懃無礼に教えられた。白人達が多く集う所へ行くと概ねこのような有様だった。そのため、当時モーテル等に宿泊するにしても、宿帳には Dr.S.Soeda、勤務先：Johns Hopkins Hospital と記載した。偶然とは思うが、Dr 称号をつけ、ホプキンス大学病院勤務と記載するだけで、「Johns Hopkins ? Genius !」。ついでに、支払いのクレジット

カードは、ダイナース・カードが人種偏見を軽減するには効果的であった。旅先では、英語も流暢に喋れないアジア人家族ではあったが、数え切れないほどのご厚意、ご親切に巡り会えた。カナダ・ケベック、知事の散歩道であったろうか。観光地にアジア人は未だ珍しい時代で、色々尋ねられることがあった。Johns Hopkins Hospital の研究員で ALD の研究をしている、というと握手を求められたことがある。幼い息子が ALD で苦しんでいる。研究成果はどうだ、頑張ってくれ、であった。

　日本人として、誇らしい小話をひとつ。アパートから大学病院への通勤は、通常、ジョンズホプキンス大学ホームウッド（Homewood）キャンパスからシャトルバスで大学病院へ向かう。米国最難関医学部であるので、線の細いインテリがバス停に並ぶかというと、ほとんど全員がアメフト選手のようにマッチョの学生達であった。２日間一睡もしないで、手術ができなければホプキンスの医師にはな

れないと、まことしやかに言われているのでこのようなものか。時々ではあるが、日のあるうちにシャトルバスで帰宅することもあった。夕闇のなか、キャンパス芝生を徒歩で横断中、学生から呼び止められた。「日本人ドクターですか、我々ホームウッドキャンパス学生の有志は今、日本では殺人などの凶悪犯罪、家庭内暴力、誘拐事件などアメリカとは比較にならない位少ない。これは、日本伝統の家族制度に起因していると考える。アメリカをもっと安全で住みやすい国にするため、日本人の家族感、社会観を色々教えていただきたいので研究会に参加していただけないか。」あれから40年を経た今となっては、我々も同様、当時の家族制度、社会環境を学び直し、暴力や犯罪を少しでも減らせるものであれば減らしたいと切に思う。

　我々の世代は、「貧富の差、学歴の差などがあっても致し方ない、世の中のせいではなく、自分がそのような環境

に生まれた以上、置かれたハンディーは容認し跳ね返せる
だけの人間になろう」と研鑽努力をした。そういった意味
では、幼くして皆大人だったのかもしれない。是々非々は
さておき、昔に比べ、いわゆる"大人をつくらない社会"
に変貌してしまった気がする。

　２度目の出稼ぎ先はカリフォルニア大学サンディエゴ校
（UCSD）医学部で、前回と同様、年俸１万数千＄で１年
間ポスドクとして従事し、私のライフワークとなる"創薬
を目指した細胞内情報伝達機構の解明"に関するいくつか
の重要な研究の礎を築くことができた。今回の家族構成
は、私と妻、そして、小学５年の長女、小２の長男、幼
稚園年長の二男の計５人であった。世界有数の高級避寒
地でもあるラホヤ（La Jolla）地区でアパートを借り、
子供達は３人とも同じ小学校へ通った。アメリカは新学
期が９月スタートの国。子供達の入学手続きは年齢との

関係で１年昇級し、小６、３、１年生となった。もちろん、普通の公立小学校なので言語はすべて米語である。バイリンガルでもない３人はさぞかし困惑したであろう。子供の順応性・適合性はどこのお子様も目を見張るものがある。学年もクラスも違うので、３人とも引き離されてしまうのであるが、ドイル（Doyle）小学校という同じ空間を共有していることを認識することで、言葉の壁を乗り越える強い支えになったのであろう。この１年間の海外生活経験は、困難な局面に遭遇した場合でも３人で相談し合い解決の糸口を見つけていくという、ドイル小学校で培った姉兄弟間の絆が３０代、４０代になる今でも、彼らの繋がりを強固にしているように思える。

　３０年以上前のアメリカの公立小学校について：今考えると、当時の日本の教育方法とは全く違い驚きの連続であった。具体的には以下の通り。（1）昼休みなど、児童

が校庭で遊んでいる時、ベルが鳴り突然マイクで「フリーズ、Freeze」と号令がかかる。子供達は、鉄棒にぶら下がっていれば、ぶら下がったまま。走っているのであれば、走行姿勢のままなど、そのままの姿勢を数十秒間維持する。いわゆる、"固まる"訓練を毎日欠かさず受けた。フリーズが解けると再び集合して教室へ戻り授業が始まる。この習慣の意味はおわかりの通り、銃社会に生きる子供達の現実があった。ドイル小学校は、UCSD、ソーク研究所（Salk Institute for Biological Studies）、スクリップス・リサーチ（Scripps Research Institute）など世界中から多くの研究者が集まってきており、親たちの母国語は、100言語を超えると聞いた。"固まる"訓練は、多言語、多文化の子供達の集合体であるが故の特別授業だったのかもしれないが、今となっては定かではない。
（2）ジョガソン（ジョギング・マラソン）～子供達が小学校の校庭をただグルグルと走るだけのマラソン行事で、日

本のいわゆる、運動会とは全く異なる。親たちはあらかじめ、この行事のために何がしかの現金を寄付しておく。寄付構造社会へのデビューであった。（3）小学生も上学年になると、「クラスに“ドラッグ”を持ち込むお友達がいるので、購入はもちろん、うっかり口に入れないように」との生徒向け厳重注意が紙媒体でも回っていた。（4）月例行事として、全学年クラスに“スーパースター”選出行事があった。選出基準は、その月の授業態度が良かった……成績が良かった……積極的にボランティア行為を行なった……などなどで、選ばれると校長先生から賞状、車の窓に貼れる“スーパースター”シールが頂けた。1年間でクラス全員が表彰される計算結果になった。（5）入学時の保護者へ向けたアンケート〜「あなたは、このクラスの生徒たちのために何ができますか？」例えば、〇英語が全くわからない生徒に対し、クラス担任の補助を行う。〇クラス行事のプランニングを行う。〇クラス行事を手伝

う。○図書室の管理・運営を手伝う。○小学校に寄付を行う。などで、保護者は皆何らかの役割をもって教育に貢献した。

　見知らぬ国で家族とともに慎ましい研究者生活を送り、８万マイル走行のおんぼろ"ボルボ"を購入して、豪華ホテルに宿泊するではなく、豪華ディナーを食するでもなく、マクドナルドとケンタッキー、時折、コンビニで調達した"マルチャン"ラーメン、日清カップヌードルなどを主食とし、"トリプルA（American Automobile Association)"のTour Booksを頼りに、アメリカ、カナダ各地のモーテルを家族５人で渡り歩く、人との出会い旅ができた。人生の"冒険者"を自負する我々夫婦にとっては至福の"ひと（人）時"であった。身の危険を感じてハットしたり、感動したり、心温まる数々の体験・経験は、その後の"生き方"に多大の影響を与えてくれた。

"長い人生航海の水先案内"となったことは間違いない。

9. ゲノムの世界を旅する

"ヒトゲノム（Genome）"とは、遺伝子（gene）と集合の意味を表す –ome を組み合わせた造語であり、「生命（いのち）の設計図」のことである。設計図は、4 種類の塩基、アデニン（A）、グアニン（G）、シトシン（C）、チミン（T）で記され DNA と呼ばれる。A と T、G と C は、2 本および 3 本の手（水素結合）でつながれ、2 本鎖の二重らせんを形成しており、きわめて安定な構造体になっている。

ゲノム DNA は、分割されて"染色体"と呼ばれる構造をつくり、細胞の核の中に存在する。ヒトの染色体は男女に共通の 22 対（44 本）の常染色体と、性別によって異なる 2 種類（X と Y）の性染色体 2 本の計 46 本からな

る。ヒトのゲノムサイズは、染色体上に 32 億塩基対、遺伝子数は 26,800 個と見積もられる。

　ゲノムと遺伝子の関係であるが、その前に：遺伝情報をもつ DNA（遺伝子 DNA）は、鋳型となって、複製と転写を行う。"複製" とは子孫を残すための遺伝情報保存であり、"転写" は DNA の情報をもう一種の核酸である mRNA に伝える。読みとった mRNA がもつ情報は、リボソームと呼ばれる細胞内小器官でタンパク質に翻訳合成される。この一連の流れを "分子生物学のセントラルドグマ" という。

　26,800 個の遺伝子が立錐の余地なく並んだものがゲノムかというとそうではなく、コロナ禍で今流行の "Social-distance" が遺伝子間にもみられる !? すなわち、ゲノム中遺伝子は点在した状態で存在している。タンパク質に翻

訳されない大部分の塩基配列はジャンク（ガラクタ；転写されることなく、機能も不明）であるとされてきた。ところが、最近の研究から、ゲノムDNAの少なくとも70%が転写されているという。そのうち、転写されてタンパク質に変わるのはごくわずかで、転写産物（mRNA）の50%以上は、タンパク質をコードできない"non-coding RNA（ncRNA; 機能性RNA)"になる。この機能性RNAは、DNAの転写、mRNAの翻訳、タンパク質の合成の際など遺伝子発現の制御全般に関わりを持つと考えられるようになった。この「RNA新大陸」の発見によって"分子生物学のセントラルドグマ"が根本から揺らごうとしている。

　次に、病気になりやすい人、そうでない健康な人の違いをゲノム（遺伝子）のレベルから考えてみよう。

最も理解しやすいのは、1つの遺伝子の塩基配列異常で重篤な遺伝疾患が成立するケースである。高校などの教科書にも取り上げられていると思うが、“鎌状赤血球貧血症”が挙げられる。これは、11番染色体にあるグロビンβ鎖の6番目のアミノ酸をコードする塩基配列に異常（決定因子）があり、CTCがCACに置換されたために、本来グルタミン酸が入るところが、バリンに変換されたために起こる。この変異でグロビンタンパク質の立体構造が大きく変わり、鎌形に変形した赤血球が毛細血管をつまらせ、貧血、発熱、関節のはれ、臓器の損傷などを引き起こす。

　一般的には、単独遺伝子ではなく、複数の遺伝的バリエーション（遺伝子多型）が原因で、生成したタンパク質の働きがおかしくなったり、産生量が多くなったり少なすぎたりで体の維持機構がアンバランスになることで病気が発症する。

タンパク質の体内産生量の多少や働きも含め、先の"機能性RNA"も重要な役割を果たすと考えられるが、実は、遺伝子DNAも、"エキソン（翻訳配列）"と"イントロン（介在配列）"からなり、エキソンは3塩基で一つアミノ酸をコードしているが、イントロンはコードしていない。しかし、このイントロンもジャンク配列ではなく、遺伝子発現量へ影響していることが明らかになっている。

　次に、我々が有している個人間の塩基配列の違いに歩を進める。我々の顔貌や体型が千差万別であるように、塩基配列も一人ひとりかなり多くの部位で異なっている。一例として、一塩基多型：SNP, single nucleotide polymorphism がある。SNPは数百〜千塩基対に1箇所程度の割合で出現する。したがって、ゲノム中には300万〜1,000万個のSNPが存在する。この膨大な数の

SNP であるが、その存在部位がアミノ酸翻訳領域か非翻訳（調節）領域かで表現型も変化してくる。SNP がタンパク質中のアミノ酸を変化させてその働きに影響を及ぼし、遺伝子産物の質的異常、量的異常につながる場合とその可能性がほとんどない場合との2つのケースが考えられる。

　ある疾患に対して薬を投与した場合、患者の応答性は様々で、著効を示す人、効き目が低い人、全く効果を示さない人などがある。これらの薬剤応答性の差異も体内における薬のターゲット分子の遺伝子多型・SNP などの影響が背景にある。薬は諸刃の剣であり、効く薬であればあるほど、その薬を代謝して無毒化するシステムに異常をもつ患者は重篤な副作用を引き起こしてしまう。それぞれの患者に必要な薬を必要な最小量（最適量）だけ投与する、いわゆるオーダーメイド医療を体系化する必要がある。

SNP は、個人個人の遺伝暗号（塩基配列）の違いに基づいて、より適切な医療体系を構築するための道具になる。しかし、個人のプライバシーに関わる大きな問題である。今の社会では、患者・家族が就職、結婚、生命保険加入など社会的差別を受けることは明白である。

　以下、ノーベル医学・生理学賞受賞者、本庶　佑（ほんじょ　たすく）先生の著書の一節にも書かれてあったか？形質とは、親から受け継いだものであり、遺伝子の中に書き込まれている。優れた形質をたくさん受け継いだ人もあれば、劣った形質を受け継いだ人もいるであろう。形質（遺伝子）の違いこそが、人の個性であり、与えられた形質をよく知ることで実りある充実した人生を送ることができる。遺伝病、難病で苦しむ人は例外であり、ある程度まで遺伝子治療も可能になった。ゲノムの多様性と遺伝子を中心とした医療が発展を遂げる現在、さらに一層の社会倫

理の確立と我々自身のこころの大変革が強く望まれる。

　人は果たして、「皆、同じで平等」であろうか？　〝遺伝子の多様性〟の研究は、「皆、それぞれ違っても平等である」ことを科学的立場で説明してくれた。すなわち、生まれつきハンディーをもった人たちが数多くいる。目が見えなかったり；耳が聞こえなかったり；手足が不自由であったりすると、社会の一員として生きていく上で思いがけない障害に出くわす。ゲノムの塩基配列において自分と全く同じ人はひとりもいない。ハンディーをもった人たちは、たまたま、塩基配列の違いが表現形として日常生活に不自由な形で出てしまった。人類すべてが、一人一人が違うことを認め合い、表現形でもハンディーをもつ人たちが差別を受けることなく、自由に羽ばたけてはじめて、「社会」が成立する。ゲノム研究のひとつの成果は、人類から「社会差別」をなくす真の意味を教えてくれた。

10. エピジェネティクスとは

　前節で述べたように、我々の体を構成するどの細胞も同じゲノム（遺伝情報）をもっているのに、皮膚、肝臓、心臓、筋肉などバラエティーに富んだ組織からできている。同一遺伝情報でありながら約200種類に及ぶ多様な細胞に分化できるのは何故か。それぞれの細胞が、使う遺伝子情報と使わない遺伝子情報に目印（遺伝子のオン／オフ）をつけているからである。しかも、遺伝子のオン／オフ状態は細胞世代を超えて継承される必要がある。このような目印の解明を"エピジェネティクス（epigenetics）"という。

　遺伝子のオン／オフの目印には2種類ある。DNAメチル化（CG配列のCへのCH₃基導入）とヒストン（DNA

が巻きついている核タンパク質）の修飾である。さて、DNAメチル化が正常に維持できなくなった場合何が起こるか。細胞が正しく生長・増殖するためには、アクセル（がん遺伝子）と、程よいブレーキの役割を持つがん抑制遺伝子の共同的働きが重要になる。がん遺伝子の産物は、主に、細胞が増殖するために必要なタンパク質群であり、がん抑制遺伝子の産物は、細胞増殖を抑止する役割をもつタンパク質群である。いずれの遺伝子の異常も細胞に異常な増殖を引き起こす。胃がんなどでは、がん抑制遺伝子がDNAメチル化異常によって不活性化され、ブレーキが効かなくなって発がんすることが報告されている。さらに、胚・胎児の発生に不可欠な遺伝子領域でDNAメチル化異常が起きると、胚の発生停止、胎児奇形などを引き起こす。いずれにしても、DNAメチル化が正常に行われないと、癌化や様々な形質異常に繋がる可能性大である。

ゲノムDNAの塩基配列情報を研究することによって、身体中の全細胞が塩基配列という不変情報基盤を共有していることがわかった。一方、エピジェネティクス研究は、遺伝子発現のメイン・スイッチ情報が細胞ごとに異なり、発生・分化に伴って変化し、固定され記憶されること（エピゲノムといい、遺伝子の可変情報基盤）を明らかにした。エピジェネティクスは、ポストゲノム研究として主要先進国では多くの国家予算が注ぎ込まれるようになった。その理由とは何か。がん、奇形などの発生異常にとどまらず、生活習慣病を含む病気の診断、再生医療、創薬探索、環境汚染物質リスクアセスメントなど、21世紀の生命科学領域の新たな分子基盤になると考えられているからである。

　多くの疾患は、遺伝因子のみならず、育つ環境・生活習慣などの環境因子が相互に作用し合って成立する"多因子

疾患"である。健康な状態から疾患が発症、病気の進行と
段階的経過を辿ることは、エピゲノム制御が単なる遺伝子
ON/OFF スイッチではないことを裏付けている。

　エピゲノムについてもう少し説明を加えると、DNA の
メチル化、ヒストンの翻訳後修飾、DNA とタンパク質の
複合体であるクロマチンの中で修飾されたゲノムを本来の
未修飾核ゲノムと区別してエピゲノムと呼ぶ。ヒストンタ
ンパクの修飾には、リン酸化、アセチル化、メチル化、ユ
ビキチン化などがあるが、これらの化学修飾に用いられる
細胞内物質は ATP、アセチル CoA、S- アデノシル -L-
メチオニンなどであり、注目すべき点は、細胞内代謝物、
栄養素がエピゲノムの修飾基になっていることである。例
えば、ATP（和名：アデノシン 3- リン酸）であるが、生
命活動で使われる "生体のエネルギー通貨" で、食事など
から摂取した糖質からクエン酸回路と呼ばれる代謝経路で

つくられる。すなわち、通常の細胞の営み（代謝調節）と
エピゲノム調節が密接につながっていることを示唆してい
る。

　健康な状態では、リン酸化、アセチル化、メチル化など
の生体反応は一定に維持されている。しかし、生体内環境
の変化で、細胞内代謝物、栄養素などの修飾基の質的量的
変化が起きると、エピゲノム修飾基の数等に差異（バリ
エーション）が生じてくることは、容易に想像できるであ
ろう。生殖期の親であると、そのエピゲノム修飾変化が記
憶され、世代を超えて子孫にまで様々な影響を与える可能
性も報告されている。遺伝と適応・進化、いわゆる進化論
が想起され興味深い。

　動物を使っての実験しかできないが、"エピゲノム"が、
人としての"メモリー装置"として働いている可能性を次

に示す。

　母ネズミが仔を舐めて、毛繕いをすると、仔ネズミの脳の海馬と呼ばれる場所で、グルココルチコイド受容体（GR）遺伝子プロモーターのDNAメチル化が低下する。結果としてヒストンのアセチル化が亢進する。この変化でストレスホルモンであるグルココルチコイドに対する応答が変化し、ストレスに強くなる。さらにわかりやすく言えば、若年期に親の愛情を十分に受けた子供はストレスに負けない子に成長する。逆に、若年期の虐待行為などのストレス感受は、精神疾患発症のリスクになる、など親の愛情と子のストレス耐性の関係が分子レベルで様々に論じられている。昨今のニュースなどで、小さな子供の虐待や殺害等悲惨な事件は枚挙にいとまがない。大人は、幼い子供に対し、"エピジェネティックメモリー"として生涯記憶させるような劣悪環境に暴露させることのないように。さら

に、大人自身は食習慣、生活習慣を正しくして日常からエピゲノム修飾基の十分な供給を心がけ、健全なエピゲノム装置を維持していきたいものである。

　胎児期の生育環境がその人の生涯における健康状態や疾患リスクにつながるという概念がある。低体重で生まれた子は、心疾患、２型糖尿病、肥満などの発症率が有意に高かった。仮説として、母胎内で栄養不足の状態であった胎児は、少ない栄養を効率よくエネルギー変換できるようにエピゲノム修飾によって記憶されてくる。そのメモリーによって、出生後は逆に正常環境で育ったとしても〝過栄養〟と認識され、成人疾患を引き起こすというものである。

　最後に、一卵性双生児のエピゲノムについて。遺伝学的には全く同一である二人を異なる環境で育てると、加齢と

ともに DNA メチル化やヒストンアセチル化のパターンに差異が生じてくる。例えば、統合失調症の素因をもつ二人でも発症、経過等が全く異なる場合（もちろん、発症しないケースも）が多々ある。私自身を振り返ってみても、本来の遺伝型のみならず、これまでの生き様で選択、獲得した様々な環境因子による“ハンドメイドなエピゲノム”を有している。このうち、良いものがあれば、メモリーとして次世代へ伝えたいものである。

参考文献：実験医学（羊土社）2005 年 Vol.23 No.14「エピジェネティクス」

11. 老研究者の回想

●数百編の学術論文、書籍を著してきたが、ほとんどすべて英語の著作であり会議や出張のないときは、教授室でひたすら書き物に没頭した。昼食も妻の手作り弁当であり時間が決まっていないので、食べることを忘れてしまいそうなことも多々あった。1週間このような英文作業を続けると、キザではあるが頭の中が英語圏になってしまい、日本語が出づらくなる症状に見舞われた。高校生の頃から"英語"が好きだったので、結果的には適正な職業に着けたのかもしれない。

自分達の研究成果は、必ず日本語ではなく英語で表現し、一人でも多くの海外研究者に読んでいただくことが大切であると、最初の出稼ぎ先・ジョンズホプキンス大の恩

師、岸本教授から教わった。医科学系雑誌も掲載されている記事の Quality でランク付けされている。Nature, Science, Proc.Natl.Acad.Sci. などが High Quality である。しかし、私が日本から来たポスドクとわかると、タイトルと Summary だけが英語で書かれている "薬学雑誌" という日本薬学会発行の学術誌の記事を持って来て、日本語部分を英訳してくれと頼みに来る。論文中に彼の研究分野の Keywords が並んでいると、言語を超えて内容が知りたくなるものである。早速希望に応えたが、これが渡米初仕事であったと記憶する。要するに現在、彼が行っている研究と同じ記事が、この日本語で書かれた学術誌でも掲載されていたら大変。研究とは、唯一無二でオリジナリティーの高いものほど価値が高い、早いもの勝ちの世界だからである。彼らの行為は研究者としてよく理解できた。

●先祖が呼んだ？　10数年前、山口県美祢市の歴史民族資料館を妻、子供とともに訪れた。2階へ行くと "伊佐売薬" の展示コーナーがあり、そこに私の祖先（父は添田へ養子なので、本来、吉村家）にまつわる資料があった。富山、大和、近江、田代（佐賀県）売薬とならぶ我が国製薬のルーツである。伊佐の和泉屋と溝口屋が血の繋がる私の祖父母の祖先である。あまり過去を振り返る性格ではなく、自分のことなので放っておいたが、当時80歳になる叔父から一度訪ねるようにいわれ、美祢市を訪れた次第である。人間いくらもがいても定められたみち（国民の健康・医療に寄与する）を歩むのか？　国立文系を志した若者が、気づいたら医薬学研究者の道へ迷い込んでいた。上記屋号の吉村も筑後国久留米藩の家老の家に三男として生まれ医道を志して諸国修行へ旅立った。そして、長門国萩の御殿医に取立てられたようである。

●研究の筋道は、同じ研究テーマを持つ世界中の研究者達が著した原著論文なるものに目を通しオリジナリティーのあるストーリー（仮説）を組み立て、実験によって仮説が正しいことを実証していく。ストーリーができそうなデータが揃うと、論文を書き始める。私の場合、一つの論文を仕上げるためには、100編以上の原著論文に目を通す。目指すテーマの論文がそんなに複数あるわけではなく、いつも、斬新なストーリーの展開を生み出すための、直接テーマとは程遠い論文も読みあさり、読者にとって新鮮なストーリーを演出することに楽しみを見出している。自称、文系型科学者なので実証科学の前の妄想的仮説を数多く準備するのは仕方ない。

●私の博士論文のタイトルは「血液凝固・線溶系に関する研究」であった。血栓を溶かすプラスミン（Plm）という酵素は、プラスミノゲン（Plg）と呼ばれる前駆体とし

て血液中に存在している。血管内に血栓が生じると組織は虚血壊死を起こしてしまう。救命救急隊員の役割を果たすのが "組織プラスミノゲンアクチベータ（t-PA）" である。血栓が形成されると、血管内からすみやかに t-PA が放出され、Plg を活性型の Plm に変換し血栓内フィブリンを溶解する。当時、PA はヒト尿中にも排泄され、精製も容易なことからミドリ十字、持田製薬などから "ウロキナーゼ" の呼称で血栓溶解薬として臨床に供された。t-PA は失活しやすい酵素タンパクと考えられ、ウロキナーゼに比較し不明な点が多々あったので t-PA の純化精製とその特性解明が当面の私のテーマとなった。来る日も来る日もブタ腎からの t-PA 純化に没頭したが、精製タンパクの Plg 活性化能は上昇どころか純化度に反比例して低下していった。気がつけば t-PA 純化作業だけで数年が経過しており、膨大な時間と研究費を "ドブに捨てた" 結果となった。これくらいのことで落ち込まないのが私の特

質で、"自信家"としての短所？が頭をもたげてきた。自説はこうである。「何年間も寝る時間を惜しんで行ったt-PA純化は、SDS-PAGEというタンパク純度検定システムを使って調べても均一であり、実は成功している。t-PAがウロキナーゼのように単純にPlgをPlmに変換できないのは、両者の基質（Plg）は同じでもその生理的役割とPlg活性化のメカニズムが異なると考えたらこれまでの結果はどうなる？」広義のプラスミノゲンアクチベータは、Plm生成を介して組織の修復やがん転移など広汎な役割をもつプロテアーゼと考え始められていた。t-PAは血管内皮由来であり、血栓（フィブリン）が生じた時にだけ放出され、フィブリン存在下ではじめてPlmを生成するという妄想。すなわち、固相上でのみ酵素／基質反応が成立するのでは？　これまで用いたアッセイ系にフィブリンのかけらを添加してみた。予想通り、フィブリン存在下でのみ爆発的にPlmが生成した。これが意味す

ることは、t-PAは血栓形成時に特異的に働く生体因子であることを示しており、ウロキナーゼとは生理的に異なる役割分担が成立した。本事象は、その後、薬剤師国家試験にも出題されるようになった。"妄想と暴走"の勝利だったが、仮説は、単なる妄想ではなく、多くの研究者の論文を狭い範囲で絞りこむことなく広域で読み、結実することのなかった自身の数多くの実験結果にも裏打ちされた"論拠"であった。

　●研究今昔物語として〜私は生化学者である。"生化学"は、その昔、一般的には認知されておらず、医学部でのみ、"医化学"として開設されていた。本学会員が貸し切りバスで大挙して学会場に向かう際、フロントガラスには"性科学会員御一行様"と記されていたと聞く。この表記は、今でも当たらず遠からずに思えるのだが……。私が手がけて来た研究領域は"分子医学（Molecular

Medicine)"と呼んだ方がよいかもしれない。様々な難病の病態解明と治療手段の探索を目指し、マウスなどの小動物にヒト難病を模した病態の作成、培養細胞と遺伝子操作、治療薬候補としてのシード化合物の新規合成、植物・海産物からの治療薬候補物質の探索、などなどであった。科研費・基盤S合議審査委員や他の文科省下部組織の委員を拝命した場合も、薬学出身であるが、すべて"医学分野"のカテゴリーに振り分けられていた。

しかし、40年以上前、博士号を取得すべく研究に着手した頃は、先端科学とは程遠いものがあった。まず、食肉市場と交渉してブタの心臓を10〜20kg分けていただくことから始まる。次いで、細かく刻み、心臓組織ジュースを作成、これに各種のクロマトグラフィーと呼ばれる分離操作を繰り返し、最終的には単一の目的タンパク質（t-PA）0.5mgを取り出すことを目指した。タンパク質の扱

いは4℃が鉄則。7段階のクロマト操作は大きな冷蔵室に
すべての機器を持ち込んで行った。クロマト操作には、フ
ラクションコレクターを使うが、1回の操作に試験管が
300本必要。当時、使用済試験管はすべてブラシによる
手洗い。冷蔵庫内操作には、恐ろしい数のガラス器具洗い
が伴い、このような肉体労働の数々は生物系ラボであれば
常識であった。0.5mgのt-PA最終精製品は均一性を
SDS-PAGEで確認する。これで研究完成ではなく、1ヶ
月以上費やしてやっと研究材料を手に入れただけである。
仮説の実証実験に使うと1週間でなくなってしまう。な
くなったらどうする？　また、食肉市場へ電話する。これ
が、当時の最先端生命化学としての酵素生化学であった。
半世紀前は、何とロマン漂う素敵な時代であったことか。
肉体労働中心の研究であったためか、実験者にもエネル
ギー補給の意味で、研究室では、時折清酒一升がお側に寄
り添って冷蔵室で冷え切った体を温めてくれていたと記憶

する。

　裏切られても失敗しても、少々な事ではへこたれず、目的に向かって突き進む粘り強さは、紛れもなくこの時代に獲得された"エピゲノム"由来のものか？　研究材料の入手で思い出したことがひとつ。研究ストーリーを面白くするためには血球に存在する、ある酵素が役者として必要不可欠であり、酵素抽出のためには、人の血液が大量に必要であった。健常者由来の血液は全て輸血等の医療用であり、検査ではじかれたもの、すなわち、肝炎ウイルス混入および梅毒血を主体に供与していただき、研究に使わせていただいた。性病には、その後も縁が切れず、UCSD におけるスフィンゴ脂質の研究においても、当時全米大流行のエイズで死亡した身元不明の行き倒れ浮浪者たちの臓器（脾臓）を正規？の手続で入手、すり潰して日々実験材料とした。

12. エピローグに換えて

：偶然、必然の出会い、そして繋がる人生

　これまで、"フツーの人"である私のフツーの人生断片を書き連ねて来た。しかし、怪我と病気だけは並外れて経験させていただいたので身近に共感いただいたところもあったかもしれない。今さらながら、フツーの人生を無事収めることの大変さを痛感する。

　書き出しは、私が生まれ育った下関市長府町の戦後間もない人々の営みと悪ガキ事情から話を始めた。エピローグも、これまで織りなしてきた偶然と必然の人との巡り合い「人生」を振り返る。

　田舎のクスリ屋の長男として生まれ、親戚も医師、薬剤

師と医療に携わる者が多かったことから、大学への進学コースは理系となるべきところ、右眼失明というハンディーを背負っていたため、当時は、理系を選択すると国立大入試の際、別室に呼ばれ失明原因は何か、疾患が原因であれば4年間の修学で支障になることはないか、など根掘り葉掘り質問（詰問？）されると聞いていた。ということで面倒のない国立文系を志望した。気づいたら2浪目で、実家の後継ぎをするという意味でも私大の薬学部も併願したらということになった。結果、福岡大・薬学部に拾っていただいた。しかし、片眼では、実習をこなすことが大変なこともあった。例えば、顕微鏡写生である。片眼でレンズを覗き、一方の目でその実像を白紙の上に鉛筆で再現させるという、単純作業。私の場合は片眼でこの2つの作業を行なった。すなわち、顕微鏡下の実像を脳に念写し、一旦接眼レンズから離れて白紙に想像の世界を展開させた。結果、私の顕微鏡写生は芸術性が高く素晴らしい

と全く事情をご存知ない担当教授から褒められた。

　在学中、右目に若干のオペを施し、カラーコンタクトを入れた。見た目には右目ハンディーは解消し、友人からは添田は「これからモテ出すゾ」と変な激励を受けた。しかし、「私の時代」はついに来なかったと記憶する。片眼で酒豪のため、ドライバーライセンスは持たないと決めていた。そうすると、就職先も限定されてくる。しかし、なぜか薬剤師や公務員の仕事には就きたくなかった。研究には少なからず興味があったので、大学院でも受験するかな。この優柔不断な決意が私の人生の真のプロローグになろうとは。

　大学院修了後は助手（当時は“助教”という職名はなく、“助手、副手”で統一されていた。ついでながら、“准教授”は“助教授”と呼称）を拝命した。当面の目標は研

究を軌道に乗せ、博士号を取得することか。当時は誰が決めたのか、男子も 30 歳までには結婚し所帯を持つことが一般社会人としての常識・責務と教えられていた。その時代、中途半端な地方都市ではコンビニが存在せず、我が生活圏では、飯屋もスーパーも 9 時には閉まってしまう。我々の仕事は、夕食のため実験をやめるということができず、キリの良いところまで続けると 9 時、10 時になってしまう。仕方なく、米を発酵させて得た液体流動食（清酒）で代用することが多くなった。「同棲」などのシャレた概念は存在せず、自炊するか、結婚するかしか選択の余地がない時代であった。現在の若者たちに対して言われている 便利すぎて結婚の必要なしの"コンビニ亡国論"も納得がいくかもしれない。

結婚相手をどのようにして探すのか、実は薬学部学生のほとんどが女性である。この学生の中から見つけることは

色々な意味でとんでもないことである。研究室の職員構成
は教授、助教授、そして、助手2～3名であった。どの研
究室にも助手として才色兼備な独身女性がおられたが、あ
まりに至近距離すぎてそのような対象として考えたことが
なかった。30歳目前でお見合いもさせられたが、お付き
合いまで至る方は見つからなかった。しかしながら、ご縁
をいただいたのは同じ研究室の後輩助手であった。彼女と
結婚して40数年が経過した今も、妻とよく話すのは、あ
まりに偶発的な2人の巡り合わせである。妻も第一志望
で国立薬学部を受験したが薬学にさほど興味がなかった。
浪人はしない方がよいと、父親の強い勧めで私大の薬学部
も併願することになった。結果、福岡大薬学部で4年間
を過ごすことになり、卒業前1年間の卒業研究も私が所
属する生化学研究室を偶然に選んでしまう。主任教授の勧
めで卒後も同研究室に助手として務めることになる。私た
ちの生涯の縁を決定づけたのは、以下の偶然の連鎖であ

る。私の場合；2年間の浪人後文系からの大転身、大学院への進学、助手としての採用。妻の場合；国立志望校の不合格、父の勧めによる予期せぬ私大薬学部への進学、思いがけない助手としての採用、これらすべての舞台が生化学研究室に設定されていたこと。全行程の時間と空間にズレが少しでもあれば夫婦として40数年の永きに渡って人生を共有することはなかったであろう。私の独身時代は、朝の出勤時から前夜の酒の残り香をプンプンさせ、目は充血させていることが多く、助手の身分でありながら"夜のプロフェッサー"と呼ばれていた。妻も決して良い印象は持っていなかったと想像がつく。

　人として生きた証とは、両親を看取り、子供たちを一人前に育て、世の中に一握りの善行を残すことであろうか。私は結婚してすぐに母を亡くし、父は私の同意のもと、後妻を迎えたので3人の親たちを見送った。たった一人の

弟も52歳の若さで逝去した。私の祖母は百歳を越える長寿であったので、諸事情により私が喪主を務めた。さらに、妻も長女であり、その両親もお見送りさせていただいた。さらに、98歳の身寄りのない叔母が老健施設で元気に生活していたが、つい最近老衰で眠るがごとく天に召された。これも、私が喪主を務め、彼女も事情があって、生前希望の通り、両親、姉（私の母）などが眠る我が家の先祖墓に入れることとした。叔母の葬儀の際、生前お好きであった曲は何ですか？　と葬儀社から尋ねられた。大津美子の「ここに幸あり」と即答した。叔母の愛唱歌であり、昔からよく歌っていた。この曲をエレクトーンで演奏し送り出しの曲とした。さて、自分の旅立ちの時に流して欲しい曲は何だろうか？　以下、厳選？7曲「Stand by Me」、「Sailing (Rod Stewart)」、「Country Roads (John Denver)」、「栄光の架け橋（ゆず）」、「ひまわり（前川清）」、「時代おくれ（河島英五）」、「昭和最後の秋の

こと（森進一）」。私も後期高齢者の仲間入り、気付いたら次は自分の番か。我々のようなちっぽけな存在でも、偶然と必然が織りなしてきた人生の糸は、想像を超える深淵なものかもしれない。「生」の終着駅に近づいて思うこと：陳腐ではあるが、今度また生まれてくるとしたならば、同じ妻と３人の子供たちにまた巡り会いたい。

振り返るに、幼年期、青年期、さらには、壮年期、老年期と続く時間の帯の中、その節目で必ず自分の生き方を左右する人々に巡り合っている。締め括りの小節として適切かどうかはさておき、あまり一般的とは思えない、ある職種の方々との偶然の出会いについて述べたい。不思議な出会い例のひとつは、当時、東京青山の古めかしい洋館にお住まいの霊能者の方との偶然の出会い：彼女は恐山で巫女をされている方らしく、東京におられる時は政治家、企業経営者、芸能人など様々な著名な人たちが、ひっきりなし

にご済度を受けるべく訪れると聞いた。私と母は面白半分で、相談者である母の妹に随行した。叔母の順番が来てしばらくボーと座っていると、「そこの若者こちらへ来なさい」「私は相談者ではありませんが」そこから、巫女様の私の透視話が始まる。「現在大学院生という事であるが、周囲が望んでいる結婚はまだ先の30歳頃。相手は、母上が希望しておられるような、大柄で快活な、お商売を生業にしておられる家のお嬢さんではなく、サラリーマンのお家の小柄で聡明なお嬢さんです。この方と相性は大変よく、店先に二人が座っているだけでひっきりなしに客が訪れるとのこと。子供は3人位授かり、良妻であるが子供達の方がさらに素晴らしい。あなたも将来教授になり怪我等、身体的苦労も多いが、帆をいっぱいに広げ大海に漕ぎだす"北前船"が見えます」。初対面の若者に真偽のほどは置いといて、よくこれだけの人生ストーリーが語れるものだと感心した。振り返ると、妻の実家の家庭環境、人

柄、子供の数、私の将来の職業、事故遭遇など予見どおりになった。数多い霊能者との出会いの内、もう1件紹介すると、私と小学生の幼い長男が郷里下関の大丸デパートの正面玄関で立ちんぼして妻の買い物が済むのを待っていたことがある。行き交う地元の人たちの中で、やせ細った小さな老人が夕食の食材であろうか、小さなプラスチック袋を携えて出口から外へ出た。と思いきや、我々親子のところへ引き返されてフガフガと合わない入歯で語りかけられた。「お父さんですか。このお子さんは特に、お父さんが目をかけて大事に育てて上げてください……話は続いたが、息子の将来のことであるので割愛……。近くで霊能者を生業にする者です。」3人も子供がいるので特別に大事にすることはなかったが、長男は私と同じ領域の研究者になっている。私は幼い頃から占い師、霊能者に呼び止められ、依頼していない関係上、いずれも無料で我が人生を語っていただいた。このような世界が存在することを否定

する者ではないが、言えることは、彼らに先が見えやすい単純形質人間ということか。

　いつの時代も、悩み事、将来の方向性など決めかねることがあると、占いや霊能者が相談者としてもてはやされる。上記のことで誤解されてはいけないが、人生はすでに運命つけられたレールを走るわけではない。自分の人生を決めるレールを敷き路線（道）を築くのは自身の思慮深さと不断の努力以外にはありえない。"運命の開拓者"は自分自身である。まず、自分自身を好きになるところから始め、他人を好きになり（許し）、そして愛することができれば、誰もが素敵な人生を全うできる。

　最後に、折々書き溜めた雑文達に出版という息吹をお与えいただいた中山書店平田　直社長に深謝いたします。また、本書の表紙装丁をはじめ、構成などにおいて、光るセ

ンスをご発揮いただいた同社梅原真紀子専務に厚く御礼申

し上げます。

筆者紹介

添田秦司（そえだしんじ）

1947 年　山口県下関市に生まれる。
1972 年　福岡大学薬学部卒業。
1974 年　同大学院薬学研究科修士課程修了。
1996 年　福岡大学薬学部助教授（薬学博士）。
2002 年　同大薬学部 / 大学院薬学研究科教授。
2017 年退職、現在福岡大学名誉教授。
その間、薬学研究科長、薬学部長、福岡大学理事、評議員などを歴任。1984 年、1991 年に渡米し、ジョンズ・ホプキンス大学病院神経内科、カリフォルニア大学医学部（UCSD）分子遺伝学センターにてポスドクとして ALD などの中枢系難病の分子医学的研究に従事。
社会活動；科研費専門委員（基盤 S 合議審査委員）、全国薬科大学長・薬学部長会議常任理事、日本私立薬科大学協会理事、日本私大連盟・医療系学部長等委員会委員、日本国際賞推薦人などを歴任。

昭和・団塊の時代を生きたデニムな人生
老研究者の回想

2023年 3 月10日　初版第 1 刷発行
2023年 5 月 1 日　　　第 2 刷発行

著　者　添田　秦司

発行者　平田　直

発行所　株式会社 中山書店
　　　　〒112-0006 東京都文京区小日向4-2-6
　　　　TEL 03-3813-1100（代表）

印刷・製本 株式会社シナノパブリッシングプレス

Published by Nakayama Shoten Co.,Ltd.　　Printed in Japan
ISBN 978-4-521-74994-5